Umschreibungen der Winterzeit

Wie lautet des Rätsels Lösung?
Seniorenbeschäftigung Rätsel und
Gedächtnistraining

60 Ratespiele für Senioren – Band 1

Senioren Beschäftigungen

1. Auflage

©2019 Senioren Beschäftigungen

Alle Rechte vorbehalte

Folge uns auf Social Media!

Inhaltsverzeichnis

Einleitung 7

Rätsel 1: 10

Rätsel 2 11

Rätsel 3: 12

Rätsel 4: 13

Rätsel 5: 14

Rätsel 6: 15

Rätsel 7: 16

Rätsel 8: 17

Rätsel 9: 18

Rätsel 10: 19

Rätsel 11: 20

Rätsel 12: 21

Rätsel 13: 22

Rätsel 14: 23

Rätsel 15: 24

Rätsel 16: 25

Rätsel 17: 26

Rätsel 18: 27

Rätsel 19:	28
Rätsel 20:	29
Rätsel 21:	30
Rätsel 22:	31
Rätsel 23:	32
Rätsel 24:	33
Rätsel 25:	34
Rätsel 26:	35
Rätsel 27:	36
Rätsel 28:	37
Rätsel 29:	38
Rätsel 30:	39
Rätsel 31:	40
Rätsel 32:	41
Rätsel 33:	42
Rätsel 34:	43
Rätsel 35:	44
Rätsel 36:	45
Rätsel 37:	46
Rätsel 38:	47

Rätsel 39: 48
Rätsel 40: 49
Rätsel 41: 50
Rätsel 42: 51
Rätsel 43: 52
Rätsel 44: 53
Rätsel 45: 54
Rätsel 46: 55
Rätsel 47: 56
Rätsel 48: 57
Rätsel 49: 58
Rätsel 50: 59
Rätsel 51: 60
Rätsel 52: 61
Rätsel 53: 62
Rätsel 54: 63
Rätsel 55: 64
Rätsel 56: 65
Rätsel 57: 66
Rätsel 58: 67

Rätsel 59:	68
Rätsel 60:	69
Lösungen:	70
ENDE	73
Weitere Senioren Beschäftigungen	74
Unser Geschenk an dich ♡	75

senioren-beschaeftigungen.de

Einleitung

Ich begrüße dich zu dieser Lektüre, die dich bzw. euch vor viele Rätsel stellen wird. Doch das Gute ist auch, dass sich viele, vermutlich die meisten oder alle Rätsel klären lassen. Das Leben stellt uns vor viele Rätsel und es ist unsere Aufgabe, sie zu lösen. In diesem Band widmen wir uns den Rätseln, welche der Winter uns auferlegt.
Wie du dich dabei mit den einzelnen Rätseln auseinandersetzt, das bleibt dir überlassen. Du kannst diese Rätsel allein beantworten, allein rätseln und du kannst diese Rätsel aber auch innerhalb einer Gruppe beantworten lassen. Jeder kann dann innerhalb der Gruppe für jedes Rätsel einmal den „Vorleser" spielen und Satz für Satz, also Hinweis für Hinweis vorlesen. Nach jedem Satz sollte erst einmal eine Pause eingelegt werden, damit sich die Gruppenmitglieder untereinander beraten können. Viel-

leicht kommen sie schon auf die Lösung! Theoretisch ist es auch möglich, eine Einteilung in zwei oder mehrere Gruppen vorzunehmen. Die Gruppenmitglieder raten dann „gegeneinander" um Punkte. 60 Umschreibungen stehen dafür zur Verfügung, die in ihrer Schwierigkeit abweichen. Es gibt knifflige Begriffe, aber auch Klassiker der Winter- und Weihnachtszeit. Auch Schnelligkeit und Schlagfertigkeit sind diesbezüglich also gefragt. Alles läuft aber nach demselben Muster ab: diverse Hinweise werden pro Zeile aufgeführt und platziert. Sie alle weisen auf einen bestimmten Begriff hin. Nachdem spätestens alle Begriffe gelesen und aufgenommen wurden, sollte es klar sein, welcher Begriff gesucht wurde!

Die Lösungen der Rätsel findest du am Ende des Buches. Diese Rätsel sollen die kommunikativen und geistigen Fähigkeiten anregen und sind speziell für Senioren konzipiert worden. An einem lauen Wintertag im Haus sitzen, den warmen Tee genießen, Gäste empfangen und nachdem alle Informationen ausgetauscht worden sind, kann der Rätselspaß dann final auch beginnen! Ich wünsche viel Spaß und anregende Gedanken bezüglich des winterlichen Rätselspaßes!

P.S. Auf Seite 75 findest du noch ein exklusives Geschenk von uns. Lass dich überraschen!

Rätsel 1:

Wie lautet des Rätsels Lösung?

Mein Begriff bezeichnet ein Tier.

Mein Begriff gibt es in jeglichen Farben, in getigert, gestreift, aber zum Beispiel auch in orange.

Mein Begriff ist die männliche Variante eines Tieres.

Mein Begriff geht auf vier Pfoten und hinterlässt eindeutige Abdrücke im Schnee.

Mein Begriff hat einen langen Schwanz.

Mein Begriff gibt charakteristische Laute von sich.

Mein Begriff schnurrt.

Mein Begriff bezeichnet auch den Zustand, den junge Leute oft haben, nachdem sie an einem Abend zu viel Glühwein getrunken haben.

Rätsel 2

Wie lautet des Rätsels Lösung?
Mein Begriff bezeichnet etwas, das vor allem Kinder gern benutzen.
Mein Begriff beinhaltet meistens Süßigkeiten.
Mein Begriff ist nur zu einer bestimmten Jahreszeit und Phase des Jahres relevant.
Mein Begriff wird von Kindern meistens schon dann geöffnet, wenn der Tag gerade angebrochen ist und sie aufgestanden sind.
Mein Begriff gibt es inzwischen in allen Formen und Farben, mit Gummibärchen, von Fußballvereinen, von diversen Marken etc.
Mein Begriff ist manchmal gar nicht so leicht zu öffnen und zu überblicken.
Mein Begriff zeichnet sich dadurch aus, dass er Kindern, aber auch Erwachsenen 24 Türchen anbietet.

Rätsel 3:

Wie lautet des Rätsels Lösung?

Mein Begriff bezeichnet eine Tradition in Deutschland und anderswo.

Mein Begriff ist im Prinzip nur vier Wochen im Jahr wirklich gefragt.

Mein Begriff besteht aus zwei Elementen, normalerweise rot und grün.

Mein Begriff besteht immer aus dem beschriebenen roten Element, welches gleich vierfach vorhanden ist.

Mein Begriff regt in der Winterzeit an jedem Sonntag zur „aktiven Mitarbeit" an.

Mein Begriff steht für Beharrlichkeit, Tradition, Harmonie, Wärme und für Weihnachten.

Mein Begriff kommt in der Regel nicht ohne eine Kerze aus.

Rätsel 4:

Wie lautet des Rätsels Lösung?
Mein Begriff bezeichnet etwas, das nur mit Kälte existieren bzw. koexistieren kann.
Mein Begriff wird vor allem von Kindern sehr gern gebaut.
Mein Begriff ist das wohl klassische und typische Symbol, wenn es um den Winter geht.
Mein Begriff würde im Sommer, Frühling und Herbst normalerweise schmelzen.
Mein Begriff wird sehr gern mit einer Karotte dargestellt und auch so gebildet.
Mein Begriff hat einen Bauch, ein Gesicht und auch Arme, erinnert also stark an einen Menschen.
Mein Begriff hat, neben einer Karotte, normalerweise auch noch einen schwarzen Zylinder auf dem Kopf.

Rätsel 5:

Wie lautet des Rätsels Lösung?

Mein Begriff wird gebacken.

Mein Begriff wird erst im Backofen zu dem, was wir alle kennen und schätzen.

Meinen Begriff gibt es in allen Formen, Farben und Variationen, beispielsweise mit Marmelade oder mit Vanille.

Mein Begriff erfreut Kinder und Erwachsene in großen Dosen.

Mein Begriff wird im Winter sehr gern verschenkt.

Mein Begriff taucht in unzähligen Rezepten zur Weihnachtszeit auf.

Mein Begriff wird manchmal auch gern mit bestimmten Zutaten bestrichen.

Mein Begriff ist meistens sehr süß und schmeckt äußerst verführerisch.

Rätsel 6:

Wie lautet des Rätsels Lösung?
Mein Begriff bezeichnet eine sagenhafte Figur.
Meinen Begriff gibt es in sämtlichen Ländern und ist auf sämtlichen Sprachen übersetzt.
Meinen Begriff ist im englischsprachigen Raum als „Santa Claus" bekannt.
Mein Begriff steht eng mit Stiefeln in Verbindung, die vor Türen platziert werden.
Mein Begriff ist sehr oft auch aus Schokolade und lässt Kinderherzen höherschlagen.
Mein Begriff ist einer der bekanntesten Heiligen des Christentums.
Mein Begriff ermutigt dazu, „froh und munter" zu sein.
Mein Begriff ist in Deutschland eng mit dem 6. Dezember verbunden.

Rätsel 7:

Wie lautet des Rätsels Lösung?
Mein Begriff hilft Autofahrern.
Mein Begriff wird nur im Winter, manchmal eventuell noch im Herbst gebraucht.
Meinen Begriff hat man normalerweise immer automatisch dabei, wenn man im Besitz eines Autos ist.
Mein Begriff verhindert häufig, dass wir zu spät zur Arbeit kommen.
Mein Begriff gibt es in allen Farben.
Mein Begriff ist mit körperlicher „Ertüchtigung" verbunden.
Mein Begriff kommt bei Temperaturen unter dem Gefrierpunkt zum Einsatz.
Mein Begriff kann mit dem Scheibenwischer und mit diversen Heizungen im Auto kombiniert werden.

Rätsel 8:

Wie lautet des Rätsels Lösung?
Mein Begriff ist mit einigen bestimmten Tieren verbunden.
Mein Begriff ist mit bestimmten Tieren und mit einer bestimmten Zeit im Jahr verbunden.
Mein Begriff dauert in der Regel monatelang.
Mein Begriff wird von Menschen nicht „praktiziert".
Mein Begriff wiederholt sich jedes Jahr.
Mein Begriff hat unter anderem mit Fledermäusen zu tun.
Mein Begriff hat auch etwas mit Igeln zu tun.
Mein Begriff setzt voraus, dass über eine bestimmte Zeit genug Energie in Form von Nahrung gesammelt wurde.
Mein Begriff ist auch unter dem Begriff Hibernation bekannt.

Rätsel 9:

Wie lautet des Rätsels Lösung?
Mein Begriff wird in der kalten Jahreszeit zu einem wichtigen Thema.

Mein Begriff kann sehr billig, kann theoretisch aber auch sehr teuer sein.

Mein Begriff besteht aus Stoff.

Mein Begriff ist in der Regel sehr lang und muss daher umgeschlagen werden.

Mein Begriff ist in der Welt der Mode anzutreffen.

Mein Begriff schützt den menschlichen Organismus vor Krankheiten.

Mein Begriff findet sich oft an der Garderobe wieder.

Mein Begriff ist ein beliebtes Modestück bei Frauen.

Rätsel 10:

Wie lautet des Rätsels Lösung?

Mein Begriff kann klassischer, aber auch moderner und dann etwas teurer sein.

Mein Begriff ist vor allem bei Kindern beliebt.

Mein Begriff kann hohe Geschwindigkeiten erreichen.

Mein Begriff besitzt, je nach Modell, ein Lenkrad und manchmal auch eine Bremse.

Mein Begriff steht eng mit steilen Abhängen in Verbindung.

Meinen Begriff gibt es in der klassischen Variante aus Holz.

Mein Begriff spielt im Song „Jingle Bells" eine Bedeutung.

Mein Begriff kommt nur dann zum Einsatz, wenn die Temperaturen über einen längeren Zeitraum unter dem Gefrierpunkt sind.

Rätsel 11:

Wie lautet des Rätsels Lösung?

Mein Begriff hält warm.

Mein Begriff wird nicht nur im Winter, sondern allgemein an kalten Tagen verwendet.

Meinen Begriff kennt man zum Beispiel auch aus der Welt des Fußballs.

Mein Begriff muss so erhältlich sein, dass wir Smart Phones damit bedienen können.

Mein Begriff wird beispielsweise auch beim Backen gebraucht und verwendet.

Mein Begriff verhindert das Austreten von Wärme aus dem Körper.

Mein Begriff nützt nichts, wenn er nicht gleich doppelt vorhanden ist.

Mein Begriff kann in jeder beliebigen Farbe erworben werden.

Rätsel 12:

Wie lautet des Rätsels Lösung?
Mein Begriff ist ein Kleidungsstück.
Mein Begriff wird nicht nur, aber vor allem im Winter verwendet.
Meinen Begriff kann man in allen Formen und Farben erwerben.
Mein Begriff kann einen charakteristischen „Bommel" besitzen.
Mein Begriff zerstört regelmäßig Frisuren.
Mein Begriff hängt häufig an Garderoben und wartet auf den Einsatz.
Mein Begriff kann auch im Sommer getragen werden und sieht dabei cool aus.
Mein Begriff wird jährlich millionenfach eingekauft.
Mein Begriff gehört zur Grundausstattung für den Winter.

Rätsel 13:

Wie lautet des Rätsels Lösung?
Mein Begriff leitet das Neue ein.
Mein Begriff bedeutet, dass das „Alte" nun ein Ende hat.
Mein Begriff hat etwas mit Kalendern zu tun.
Mein Begriff ist immer im Winter.
Mein Begriff beginnt mit Raketen und Feuerwerk.
Mein Begriff wird mit den „Heiligen Drei Königen" in Deutschland assoziiert.
Mein Begriff heißt im Volksmund auch „Jänner".
Mein Begriff ist ein jährliches Phänomen.
Mein Begriff ist die Plattform für sämtliche neue Vorsätze, die man sich gesteckt hat.

Rätsel 14:

Wie lautet des Rätsels Lösung?
Mein Begriff ist dann irrelevant, wenn wir im Winter einfach zuhause bleiben und uns nicht fortbewegen.
Mein Begriff ärgert jährlich, manchmal täglich sehr viele Menschen.
Mein Begriff entsteht bei sehr niedrigen Temperaturen und meistens über Nacht.
Mein Begriff wird von Städten und Kommunen systematisch bekämpft.
Mein Begriff mahnt zur Vorsicht.
Mein Begriff führt zu rutschigen Angelegenheiten.
Mein Begriff ist eine der negativen Folgen und Konsequenzen des Winters.
Mein Begriff betrifft in der Regel vor allem Autofahrer.

Rätsel 15:

Wie lautet des Rätsels Lösung?

Mein Begriff ist sehr beliebt.

Mein Begriff spricht die gustatorische Wahrnehmung des Menschen an.

Mein Begriff ist Kulturgut, in Marokko ist es beispielsweise Nationalgetränk.

Mein Begriff gibt es in manchen Ländern in Verbindung mit dem Frühstück serviert.

Mein Begriff kann mitunter eine aufmunternde Wirkung entfalten.

Mein Begriff kommt in der Regel nicht ohne einen speziellen Beutel aus.

Mein Begriff verbrennt jährlich etliche ungeduldige Zungen.

Mein Begriff ist weltweit bekannt und wird weltweit geliebt.

Rätsel 16:

Wie lautet des Rätsels Lösung?
Mein Begriff schmeckt gut.
Mein Begriff ist in verschiedenen Ausführungen zu erhältlich.
Mein Begriff kann aus Heidelbeeren, aber beispielsweise auch aus Kirsche bestehen.
Mein Begriff kann zu bestimmten Zeiten auf bestimmten Märkten erworben werden.
Mein Begriff wird aus Tassen getrunken.
Mein Begriff wird auch extra speziell für Autofahrer angeboten.
Mein Begriff ist kein Punsch.
Mein Begriff wird eigentlich nur im Winter getrunken.
Mein Begriff ist üblicherweise dunkelrot.

Rätsel 17:

Wie lautet des Rätsels Lösung?
Mein Begriff ist in Deutschland sehr beliebt.
Mein Begriff verursacht medial manchmal Diskussionen, weil er vermeintlich zu früh beginnt.
Meinen Begriff sieht man manchmal auch in einer Mittelalter-Variante.
Mein Begriff ist eng mit dem Begriff aus Rätsel 16 verbunden.
Mein Begriff steht mit Bratwürsten in Verbindung.
Mein Begriff bietet Raum für Spezialitäten, wie beispielsweise Langos oder Crepes.
Mein Begriff kommt normalerweise nicht ohne eine Pyramide aus.
Mein Begriff existiert nur im Winter und zwar in jedem Winter in großen Städten.

Rätsel 18:

Wie lautet des Rätsels Lösung?
Mein Begriff wärmt.
Mein Begriff knistert.
Meinen Begriff brauchen Menschen vor allem im Winter, aber auch zu anderen Jahreszeiten, sofern es dann schon kalt ist.
Mein Begriff ist ohne Feuer nicht denkbar.
Mein Begriff kommt in der Regel, jedenfalls in der klassischen Variante, nicht ohne Holz aus.
Mein Begriff ist auch für viele unserer Nahrungsmittel und Speisen verantwortlich.
Mein Begriff erhitzt sich bis auf dreistellige Gradzahlen.
Mein Begriff lädt zum Kuscheln ein.
Mein Begriff taucht in Filmen oft zusammen mit Menschen und Kuscheldecken auf.

Rätsel 19:

Wie lautet des Rätsels Lösung?

Mein Begriff ist ein Kleidungsstück.

Mein Begriff wird nicht normal im Winter auf der Straße getragen.

Mein Begriff wird nicht normal getragen, weil es nicht möglich ist, darin auf normalem Untergrund zu laufen.

Mein Begriff gibt es in vielen verschiedenen Größen, ohne dass sich das entsprechende Design groß unterscheidet.

Mein Begriff wird in speziellen Hallen zu einem besonderen Thema.

Mein Begriff hat auch mit einer bestimmten sportlichen Disziplin zu tun. Es kann getanzt, aber auch gelaufen werden.

Mein Begriff kann im Winter bzw. zur Winterzeit zu ästhetischen Figuren beitragen.

Rätsel 20:

Wie lautet des Rätsels Lösung?
Mein Begriff findet immer im Winter statt.
Mein Begriff wird zeremoniell gefeiert und das überall auf der Welt.
Mein Begriff ist bei Tieren ziemlich unbeliebt.
Mein Begriff ist mit diversen Ritualen, beispielsweise dem Bleigießen verbunden.
Mein Begriff markiert das Ende eines jeden Jahres.
Mein Begriff findet auf unserem Planeten zuerst in Australien statt, zumal nicht alle Kulturen diesen Tag auch am selben Tag ähnlich zeremoniell begehen.
Mein Begriff erzeugt in der Regel Lärm.

P.S. Auf Seite 75 findest du noch ein exklusives Geschenk von uns. Lass dich überraschen!

Rätsel 21:

Wie lautet des Rätsels Lösung?

Mein Begriff löst nicht gerade positive Emotionen aus.

Mein Begriff sollte in maximal drei Tagen Geschichte sein.

Mein Begriff taucht nicht immer, aber sehr oft im Winter auf.

Mein Begriff verursacht Leid.

Mein Begriff kann durch Impfung schon vorher verhindert werden.

Mein Begriff ist sehr lästig und schränkt uns in unserer Leistungsfähigkeit ein.

Mein Begriff wirkt sich auf unsere Sprache aus.

Mein Begriff verursacht ein „Hatschi".

Mein Begriff sollte mit Wärme und Ruhe bekämpft werden, unter anderem jedenfalls.

Rätsel 22:

Wie lautet des Rätsels Lösung?
Mein Begriff ist ein Alarmsignal.
Mein Begriff ist mit niedrigen Temperaturen und damit auch mit dem Winter verbunden.
Meinen Begriff kann man durch Wärme vorbeugen bzw. verhindern.
Mein Begriff ist mit zittern verbunden.
Meinen Begriff kennen alle Menschen, denn alle Menschen haben es schon einmal getan.
Mein Begriff kann durch das Tragen der angemessenen Kleidung verhindert werden.
Mein Begriff ist nicht relevant, wenn in der Wohnung die Heizung funktioniert.
Mein Begriff sucht uns jedes Jahr heim, was auch nicht weiter tragisch ist, wenn wir nicht allzu lang darunter leiden.

Rätsel 23:

Wie lautet des Rätsels Lösung?

Mein Begriff ist groß.

Mein Begriff ist nur an einem Pol zu finden.

Meinen Begriff ist in Zoos sehr beliebt.

Mein Begriff ist ein Säugetier.

Mein Begriff ist weiß.

Mein Begriff ist ein typisches Tier, das den Winter symbolisiert.

Mein Begriff ist ein gefährliches Raubtier.

Mein Begriff kann laut brüllen.

Mein Begriff bewohnt die nördlichen Polarregionen.

Rätsel 24:

Wie lautet des Rätsels Lösung?
Mein Begriff ist typisch für eine Jahreszeit des Jahres.
Mein Begriff kann nur bei und durch niedrige Temperaturen entstehen.
Mein Begriff fällt in Flocken.
Mein Begriff ist nicht für alle Menschen auf dieser Erde zu sehen. In wärmeren Regionen kennen Menschen dieses „Phänomen" nur aus Erzählungen.
Mein Begriff wird mit der Weihnachtszeit assoziiert.
Meinen Begriff sieht man in großen Mengen aufgrund der Gegebenheiten immer seltener.
Mein Begriff muss in großen Mengen schnell beseitigt werden.
Mein Begriff ist das Motiv vieler Lieder.

Rätsel 25:

Wie lautet des Rätsels Lösung?
Mein Begriff ist typisch für eine Jahreszeit des Jahres.
Mein Begriff ist stachelig.
Mein Begriff steht eng mit Geschenken in Verbindung, die an Weihnachten verschenkt werden.
Mein Begriff bringt Glück, zumindest laut Redewendung ein bestimmter Zweig dieses Begriffs.
Mein Begriff wird meistens abgeholt und kann entsorgt warden.
Mein Begriff kommt meistens nicht ohne Stern aus.
Mein Begriff stammt aus dem Wald.
Mein Begriff taucht unter anderem im Song „All I want for christmas is you" auf.

Rätsel 26:

Wie lautet des Rätsels Lösung?
Mein Begriff kann nur bei sehr niedrigen Temperaturen entstehen.
Mein Begriff ist gefährlich.
Mein Begriff entwickelt eine gefährliche Geschwindigkeit.
Mein Begriff hat eine unglaubliche Energie und Kraft.
Mein Begriff kommt schnell ins Rollen.
Mein Begriff ruft Rettungssanitäter und Helfer-Truppen auf den Plan.
Mein Begriff ist unter anderem auf Skipisten brandgefährlich.
Mein Begriff hat mit Schnee zu tun.
Mein Begriff reißt alles mit sich.

Rätsel 27:

Wie lautet des Rätsels Lösung?
Mein Begriff kann nur bei sehr niedrigen Temperaturen entstehen.
Mein Begriff bietet Schutz.
Mein Begriff gibt es als ein spezielles Hotel.
Mein Begriff ist speziell bei Kindern beliebt.
Mein Begriff muss zunächst mühevoll aufgebaut werden.
Mein Begriff wurde von bestimmten Ureinwohnern verwendet.
Mein Begriff ist klassischerweise kuppenförmig.
Mein Begriff sorgt für sehr gute Wärmeverhältnisse.
Mein Begriff ist ohne Schnee undenkbar und unmöglich.

Rätsel 28:

Wie lautet des Rätsels Lösung?
Mein Begriff taucht jedes Jahr auf.
Mein Begriff ist nicht bei jedem beliebt bzw. für unbedingt jeden relevant.
Mein Begriff ruft Geschenke auf den Plan.
Mein Begriff wird immer an einem ganz bestimmten Tag zelebriert.
Mein Begriff findet im Winter, fast jedoch schon im Frühling statt.
Mein Begriff hat mit einem beliebten deutschen Vornamen zu tun.
Mein Begriff wird mit Liebe und Harmonie assoziiert.
Mein Begriff kommt normalerweise nicht ohne Rosen aus.
Mein Begriff folgt auf den 13. Februar eines jeden Jahres.

Rätsel 29:

Wie lautet des Rätsels Lösung?
Mein Begriff findet einmal jährlich statt.
Mein Begriff erfreut vor allem Kinder.
Mein Begriff fällt mal größer, mal kleiner aus, was auch davon abhängt, wie viel in den Genuss des Begriffs kommen.
Mein Begriff findet in jedem Jahr am selben Tag statt.
Mein Begriff lässt sich mit dem Christentum und der christlichen Religion in Verbindung bringen.
Mein Begriff erfüllt fast jeden Wunsch.
Mein Begriff ist eng mit dem Weihnachtsfest und den Ritualen der Weihnachtszeit verbunden.
Mein Begriff findet in Deutschland am 24. Dezember statt.

Rätsel 30:

Wie lautet des Rätsels Lösung?

Mein Begriff hat etwas mit Sport zu tun.

Mein Begriff kann vor allem im Winter angesehen werden.

Mein Begriff ist ein anspruchsvoller Sport, der sich nicht so einfach ausprobieren lässt.

Mein Begriff hat mit Ski zu tun.

Mein Begriff kann auch im Sommer relevant sein, dann allerdings auf eine künstliche Art und Weise.

Mein Begriff findet häufig in Deutschland, Österreich, aber auch in Skandinavien statt.

Mein Begriff ist unter anderem für eine Vier-Schanzen-Tournee bekannt.

Mein Begriff hat etwas mit Schanzen zu tun, die ganz unterschiedlich hoch bzw. weit sind.

Rätsel 31:

Wie lautet des Rätsels Lösung?

Mein Begriff wird zur Weihnachtszeit aufgehängt.

Mein Begriff kann ganz unterschiedlich aussehen, denn es gibt den Begriff in allen Formen und Farben.

Mein Begriff ist meistens leicht zerbrechlich und sollte daher nicht herunterfallen.

Mein Begriff ist häufig ein gefundenes Spielzeug für Katzen oder Hunde.

Mein Begriff gehört zu einem traditionellen Weihnachten einfach mit dazu.

Mein Begriff ist grundsätzlich Schmuck.

Mein Begriff leuchtet manchmal.

Mein Begriff hat etwas mit dem Weihnachtsbaum zu tun.

Rätsel 32:

Wie lautet des Rätsels Lösung?

Mein Begriff dient unter anderem zur Dekoration.

Mein Begriff hat durchaus auch eine religiöse Bedeutung.

Mein Begriff ist das ganze Jahr über gefragt.

Mein Begriff ist allerdings besonders in der Winterzeit ein gefragtes „Symbol".

Mein Begriff bereitet Wärme.

Mein Begriff kann groß sein, dick, schmal, aber auch kleiner.

Mein Begriff hat gerade in der Winterzeit vor allem mit Kränzen zu tun.

An meinem Begriff kann man sich die Finger verbrennen.

Mein Begriff ergibt ohne Feuerzeug oder Streichhölzer wenig Sinn.

Rätsel 33:

Wie lautet des Rätsels Lösung?

Mein Begriff ist ein Tier.

Meinen Begriff wird man in freier Wildbahn bzw. Natur nicht antreffen.

Mein Begriff ist manchmal in Zoos zu besichtigen.

Mein Begriff ist aufgrund eines Bestandteils im Namen mit der Jahreszeit verbunden.

Mein Begriff hat einen prominenten Verwandten bzw. gehört einer „prominenten Klasse" an.

Mein Begriff ist ein Raubtier.

Mein Begriff hat ein auffälliges Muster.

Mein Begriff ist katzenartig.

Mein Begriff ist deutlich heller als die klassischen Vertreter seiner Rasse.

Rätsel 34:

Wie lautet des Rätsels Lösung?
Mein Begriff spiegelt eine bestimmte Zeit im Jahr wider.
Mein Begriff ist bei den Menschen im Vergleich eher beliebter, zumindest, wenn man es auf die Umstellung bezieht.
Mein Begriff ist deswegen beliebter, weil man im Vergleich eine Stunde länger ausschlafen kann.
Mein Begriff wird dann aber eher unbeliebter, weil es schneller dunkel ist.
Mein Begriff hat etwas mit Uhren zu tun.
Mein Begriff ist eine ständige Debatte.
Mein Begriff wird eine Stunde zurückgestellt.
Mein Begriff beginnt in Deutschland normalerweise Ende Oktober.

Rätsel 35:

Wie lautet des Rätsels Lösung?

Mein Begriff ist eng mit der Tierwelt verwandt.

Mein Begriff passt sich der kalten Jahreszeit an.

Mein Begriff lässt die Besitzer des Begriffs dicker werden.

Mein Begriff ist bei sehr vielen Tieren zu beobachten.

Mein Begriff kann Tierbesitzer zur Weißglut treiben, denn es wird sehr haarig.

Mein Begriff ist eine Entwicklung der Evolution, ganz nach dem Motto „survival oft he fittest".

Mein Begriff ist dick, flauschig und hält warm.

Meinen Begriff besitzen wir Menschen nicht, doch wir könnten ihn gut gebrauchen.

Rätsel 36:

Wie lautet des Rätsels Lösung?

Mein Begriff ist nicht essbar.

Mein Begriff kommt Autofahrern zugute.

Mein Begriff wird auf befahrenen Straßen verteilt.

Mein Begriff rettet vor allem früh morgens Menschenleben.

Mein Begriff wird vom Winterdienst verteilt.

Mein Begriff kommt auch dir zugute, wenn du auf manchen Wegen entlang spazierst.

Mein Begriff hat nur im Winter eine Daseinsberechtigung.

Mein Begriff ist weiß.

Mein Begriff verhindert Schleudern.

Rätsel 37:

Wie lautet des Rätsels Lösung?

Mein Begriff erfreut vor allem Kinder.

Mein Begriff nässt alldiejenigen, die an „dem Begriff" teilnehmen.

Mein Begriff beginnt oft spontan.

Mein Begriff kann nur im Winter stattfinden.

Mein Begriff verlangt doch die eine oder andere sportliche Fähigkeit.

Mein Begriff teilt Kinder meistens in zwei oder mehrere „Lager" ein.

Mein Begriff setzt Schnee voraus, der gut kleben bleibt.

Mein Begriff sollte mit Handschuhe stattfinden.

Meinen Begriff hat mit Bällen zu tun.

Rätsel 38:

Wie lautet des Rätsels Lösung?

Mein Begriff ist ein Kleidungsstück.

Mein Begriff wird gebraucht, wenn es draußen kalt ist.

Mein Begriff kann sowohl von Männern als auch von Frauen getragen werden.

Mein Begriff muss zugeschnürt werden.

Mein Begriff hält warm.

Mein Begriff spielt am Nikolaustag eine wichtige Rolle.

Mein Begriff wird manchmal auch von Sportlern getragen.

Mein Begriff lässt sich unter anderem auch mit Cowboys assoziieren.

Meinen Begriff hat manchmal einen Absatz.

Rätsel 39:

Wie lautet des Rätsels Lösung?

Mein Begriff ist lecker.

Mein Begriff ist süß.

Mein Begriff besteht oft bzw. meistens aus Schokolade.

Meinen Begriff gibt es aber auch in vielen verschiedenen Geschmacksrichtungen.

Mein Begriff ist unter anderem auch mit Zimt erhältlich.

Mein Begriff wird vor allem gern in der Weihnachtszeit genascht.

Für meinen Begriff gibt es auch ein „Haus".

Mein Begriff ist rundlich und sieht manchmal aus wie eine Brezel.

Mein Begriff ist ein „Kuchen" und muss doch nicht gebacken werden.

Rätsel 40:

Wie lautet des Rätsels Lösung?
Mein Begriff ist mit einer bestimmten Zeit des Winters eng verbunden.
Mein Begriff ist nach christlicher Tradition der Grund, warum wir diese bestimmte Zeit feiern.
Mein Begriff ist nicht hier und doch da, wenn man denn daran glaubt.
Mein Begriff taucht in vielen Büchern auf.
Mein Begriff ist der Namensgeber einer Religion.
Mein Begriff wurde an einem Tag geboren, den wir feiern.
Mein Begriff kam in einer Krippe zur Welt.
Mein Begriff erhielt Besuch von drei Waisen.
Meinen Begriff hört man in der Kirche sehr oft.

P.S. Auf Seite 75 findest du noch ein exklusives Geschenk von uns. Lass dich überraschen!

Rätsel 41:

Wie lautet des Rätsels Lösung?

Mein Begriff kann nicht angefasst werden.

Mein Begriff kann nur angehört werden.

Mein Begriff ertönt in der Winterzeit meistens sehr früh.

Mein Begriff steht vermutlich wie kein zweites Lied für eine ganz bestimmte Zeit im Jahr.

Mein Begriff beschäftigt sich inhaltlich mit der Vergangenheit, aber auch mit der Gegenwart.

Mein Begriff ist schon seit Jahrzehnten ein „Evergreen".

Mein Begriff wurde von George Michael gesungen.

Mein Begriff stammt von der Band „Wham".

Mein Begriff ist der gesuchte Titel des Liedes.

Rätsel 42:

Wie lautet des Rätsels Lösung?

Mein Begriff ist der Monat der Liebenden.

Mein Begriff ist ein Teil von insgesamt zwölf Teilen.

Mein Begriff ist etwas für „Männer, die im Wasser zuhause sind".

Mein Begriff lässt sich in jedem Kalender finden.

Mein Begriff steht für den Winter, auch wenn sich der Frühling in dieser Zeit schon manchmal blicken lässt.

Mein Begriff ist manchmal länger, damit wir Menschen unsere Jahre etwas besser ausrechnen können.

Mein Begriff ist der Vorgänger des Monats, in dem der Winter offiziell endet.

Rätsel 43:

Wie lautet des Rätsels Lösung?

Mein Begriff leuchtet hell.

Mein Begriff leuchtet in der Regel auch bunt.

Mein Begriff verziert etwas, beispielsweise Häuser.

Mein Begriff ist in der Regel sehr lang.

Mein Begriff benötigt Elektrizität.

Mein Begriff findet man in der Winterzeit.

Mein Begriff hat speziell mit Weihnachten zu tun.

Mein Begriff ist auch zu manchen Feten oder Parties angesagt.

Meinen Begriff gibt es in spezieller weihnachtlicher Optik.

Rätsel 44:

Wie lautet des Rätsels Lösung?
Mein Begriff ist der Letzte.
Mein Begriff bietet die Grundlage für den Nikolaustag.
Mein Begriff lässt sich in jedem Kalende finden.
Mein Begriff ist wörtlich gesehen „der Zehnte".
Mein Begriff beinhaltet den letzten Tag des Jahres.
Mein Begriff steht in Verbindung mit Advent 1-4.
Mein Begriff „beinhaltet" den ersten und zweiten Weihnachtsfeiertag.
Mein Begriff hat 31 Tage.
Mein Begriff ist der 12.

Rätsel 45:

Wie lautet des Rätsels Lösung?
Mein Begriff ist ein beliebtes Essen zu einer bestimmten Jahreszeit.
Mein Begriff hat mit Pfannen zu tun.
Mein Begriff wird gern traditionell am letzten Tag des Jahres gegessen.
Mein Begriff funktioniert mit und dank Feuer.
Mein Begriff kommt normalerweise nicht ohne Käse aus.
Mein Begriff kann für sehr viele Menschen gemacht werden.
Mein Begriff lässt sich als „grillen im Winter" umschreiben.
Mein Begriff ist bei Jung und Alt sehr beliebt.
Mein Begriff kann mit Obst, Gemüse, Pilzen etc. angefertigt werden.

Rätsel 46:

Wie lautet des Rätsels Lösung?
Mein Begriff ist früh im Jahr ein Thema.
Mein Begriff sorgt in Deutschland für einen Feiertag.
Mein Begriff lässt sich durch „drei teilen".
Mein Begriff hat mit der Weihnachtsgeschichte zu tun.
Mein Begriff wurde unter anderem auch durch Geschenke bekannt.
Mein Begriff kommt aus dem Morgenland.
Mein Begriff hatte unter anderem Gold mitgebracht.
Mein Begriff besuchte den gerade geborenen Jesus Christus.
Meinen Begriff kennt man auch als die „drei Weisen".

Rätsel 47:

Wie lautet des Rätsels Lösung?
Mein Begriff ergibt nur in der Kombination mit Schnee Sinn.
Mein Begriff hilft den Menschen dabei, Übersicht zu bewahren.
Mein Begriff wird unter anderem von offizieller Seite aus benutzt.
Mein Begriff wird aber gern auch von Bürgern benutzt, die für Ordnung sorgen wollen.
Mein Begriff kann große Massen bewegen.
Mein Begriff ist im Winter häufig im Dauereinsatz.
Mein Begriff wird überflüssig, wenn es wieder wärmer draußen wird.
Mein Begriff steht eng mit Muskelkraft in Verbindung.

Rätsel 48:

Wie lautet des Rätsels Lösung?
Mein Begriff muss manchmal gereinigt werden.
Mein Begriff ist eng mit der Weihnachtsgeschichte verbunden.
Mein Begriff ist sehr häufig stark verdreckt.
Mein Begriff befindet sich, zumindest in Filmen, häufig im Wohnzimmer.
Mein Begriff lässt Rauch aufsteigen.
Mein Begriff lässt sich in Häusern recht häufig finden.
Mein Begriff steht für Wärme.
Mein Begriff taucht in der typischen Weihnachtsgeschichte auf.
Mein Begriff kennt der Weihnachtsmann in Filmen sehr gut, wenn er so in die Häuser gelangen muss.

Rätsel 49:

Wie lautet des Rätsels Lösung?

Mein Begriff ist ein Tier.

Meinen Begriff findet man in freier Wildbahn unter anderem in Skandinavien.

Mein Begriff lässt viele Menschen sofort an den Winter denken.

Mein Begriff steht auch als Symbol für eine spezielle Zeit im Winter.

Mein Begriff taucht im Zusammenhang mit Schlitten häufig auf.

Mein Begriff kommt auch in einem sehr bekannten englischsprachigen Weihnachtslied vor.

Mein Begriff hat ein Geweih.

Mein Begriff heißt im besagten Lied „Rudolf".

Mein Begriff heißt in diesem Lied nicht nur Rudolf, dieser hat auch eine rote Nase.

Rätsel 50:

Wie lautet des Rätsels Lösung?

Mein Begriff ist warm.

Mein Begriff ist süß.

Mein Begriff ist speziell für Kinder.

Mein Begriff wird sehr gern im Winter getrunken.

Mein Begriff lässt kalte Finger wärmer werden.

Mein Begriff ist in der Regel fruchtig.

Mein Begriff ist auch für all diejenigen, die Auto fahren müssen.

Mein Begriff enthält keinen Alkohol.

Mein Begriff ist typisch für Weihnachtsmärkte in Deutschland.

Rätsel 51:

Wie lautet des Rätsels Lösung?

Mein Begriff ist ein Nahrungsmittel.

Mein Begriff wäre nichts für Vegetarier.

Mein Begriff wäre nichts für Vegetarier, obwohl es das Nahrungsmittel auch speziell für Vegetarier gibt.

Mein Begriff hat einen charakteristischen Geruch.

Mein Begriff ist lang, kann auch sehr lang sein.

Mein Begriff wird gern mit Ketchup, Mayo oder Senf verzehrt.

Mein Begriff ist typisch für Weihnachtsmärkte.

Mein Begriff taucht meistens in weiß oder in rot auf.

Mein Begriff wird meistens mit einem Brötchen kombiniert.

Rätsel 52:

Wie lautet des Rätsels Lösung?
Mein Begriff bringt in Deutschland meistens Familien zusammen.
Mein Begriff wiederholt sich jedes Jahr am selben Tag.
Mein Begriff steht mit leckerem Essen in Verbindung.
Mein Begriff existiert zweifach.
Mein Begriff steht mit Weihnachten in direktem Zusammenhang.
Mein Begriff verschafft Menschen in der Regel ein paar freie Tage.
Mein Begriff findet nach Heiligabend statt.
Mein Begriff bringt meistens Kaffee und Kuchen auf den Tisch.
Meinen Begriff ist ein Tag zum Feiern.

Rätsel 53:

Wie lautet des Rätsels Lösung?

Mein Begriff kann zweierlei bedeuten.

Mein Begriff taucht einerseits im Sommer, andererseits im Winter auf.

Mein Begriff ist mitunter glatt.

Mein Begriff kann aber auch lecker sein.

Meinen Begriff gibt es einerseits in Kugeln.

Mein Begriff ist andererseits mit der Natur verbunden.

Mein Begriff eignet sich für so manche Sportart.

Mein Begriff ist unter dem Gefrierpunkt existent.

Meinen Begriff kann man auch in der Waffel schlotzen.

Rätsel 54:

Wie lautet des Rätsels Lösung?

Mein Begriff ist hell.

Mein Begriff leuchtet.

Mein Begriff ist am Himmel zu sehen.

Mein Begriff ist unglaublich oft vorhanden.

Mein Begriff kann von Menschen gesehen werden.

Mein Begriff kann vor allem von speziellen Warten aus gesehen werden.

Mein Begriff ist im Winter als Symbol häufig zu sehen.

Mein Begriff steht vor allem als Symbol für Weihnachten.

Meinen Begriff gibt es beispielsweise auch häufig als Plätzchen.

Rätsel 55:

Wie lautet des Rätsels Lösung?
Mein Begriff ist mehr als nur ein Begriff.
Mein Begriff ist ein Gefühl.
Mein Begriff ist das wohl stärkste Gefühl, das man fühlen kann.
Mein Begriff steht zu einer bestimmten Zeit besonders im Vordergrund.
Mein Begriff wird mit roten Herzen assoziiert.
Mein Begriff lässt Menschen irrational werden.
Mein Begriff ist universell.
Mein Begriff beeinflusst die Kleinen und Jungen, aber auch ältere Menschen.
Mein Begriff sollte an Weihnachten, doch generell im gesamten Jahr über auftauchen.

Rätsel 56:

Wie lautet des Rätsels Lösung?
Mein Begriff ist im Winter häufig ein Thema.
Mein Begriff ist nicht nur im Winter ein Thema.
Mein Begriff ist vor allem am Geburtstag ein Thema.
Mein Begriff löst spätestens zum 23. Dezember Kopfzerbrechen aus.
Mein Begriff will gut eingepackt werden.
Mein Begriff hat Schleifen.
Mein Begriff kann sehr bunt sein.
Mein Begriff erfreut Kinder zu Weihnachten ganz besonders.
Mein Begriff muss nicht zwingend als etwas Materielles verstanden werden.

Rätsel 57:

Wie lautet des Rätsels Lösung?
Mein Begriff hat etwas mit Engeln zu tun.
Mein Begriff lässt sich eigentlich nur im Winter „blicken".
Mein Begriff hat etwas mit einer speziellen Zeit im Winter zu tun.
Mein Begriff ist in der Regel golden.
Mein Begriff taucht im Zusammenhang mit Christbäumen auf.
Mein Begriff gilt als klassischer Christbaumschmuck.
Mein Begriff ist lang.
Mein Begriff gilt als Mittel zur Dekoration.
Meinen Begriff braucht man im Prinzip ausschließlich an und zu Weihnachten.

Rätsel 58:

Wie lautet des Rätsels Lösung?
Mein Begriff ist nicht real, zumindest nicht, dass wir es wüssten.
Mein Begriff kann fliegen.
Mein Begriff steht für Liebe, Schutz, Frieden und Harmonie.
Mein Begriff hat einen Heiligenschein.
Mein Begriff steht als Symbol für Weihnachten.
Mein Begriff hat ein liebliches Aussehen.
Mein Begriff ist heilig.
Mein Begriff hat besondere Locken.
Mein Begriff ist ein Kosename für unsere Liebsten.

Rätsel 59:

Wie lautet des Rätsels Lösung?

Mein Begriff ist ein beliebtes Mahl.

Mein Begriff wird traditionell zu einer bestimmten Zeit zubereitet.

Mein Begriff kann zum Beispiel mit Nudeln oder Kartoffeln verzehrt werden.

Mein Begriff ist kein Essen für Vegetarier.

Mein Begriff ist kein Essen für Veganer.

Mein Begriff ist für viele Menschen in Deutschland ein Teil Weihnachtstradition.

Mein Begriff muss für eine längere Zeit zubereitet werden.

Mein Begriff kommt zumeist in der Zeit vom 24. bis zum 26. Dezember auf den Tisch.

Mein Begriff stellt für viele Europäer eine Delikatesse dar.

Rätsel 60:

Wie lautet des Rätsels Lösung?
Mein Begriff ist eng mit der Tierwelt verwandt.
Mein Begriff passt sich der kalten Jahreszeit an.
Mein Begriff ist das einheitliche Symbol, das all diese Rätsel miteinander verband.
Mein Begriff wird nicht zur gleichen Zeit erlebt.
Mein Begriff kann bei manchen wärmer, bei anderen hingegen frostig kalt ausfallen.
Mein Begriff beginnt Mitte bis Ende Dezember und endet im März.
Mein Begriff ist eine von vier bestimmten Zeiten im Jahr.
Mein Begriff gilt als dunkle Zeit, die jedoch zweifellos wunderschöne Facetten hat.

P.S. Auf Seite 75 findest du noch ein exklusives Geschenk von uns. Lass dich überraschen!

Lösungen:

1. Mein Begriff lautet: Kater
2. Mein Begriff lautet: Adventskalender
3. Mein Begriff lautet: Adventskranz
4. Mein Begriff lautet: Schneemann
5. Mein Begriff lautet: Plätzchen / Weihnachtsgebäck
6. Mein Begriff lautet: Nikolaus
7. Mein Begriff lautet: Eiskratzer
8. Mein Begriff lautet: Winterschlaf
9. Mein Begriff lautet: Schal
10. Mein Begriff lautet: Schlitten
11. Mein Begriff lautet: Handschuhe
12. Mein Begriff lautet: Mütze
13. Mein Begriff lautet: Januar
14. Mein Begriff lautet: Glatteis
15. Mein Begriff lautet: Tee
16. Mein Begriff lautet: Glühwein
17. Mein Begriff lautet: Weihnachtsmarkt
18. Mein Begriff lautet: Ofen
19. Mein Begriff lautet: Schlittschuh
20. Mein Begriff lautet: Silvester
21. Mein Begriff lautet: Grippe
22. Mein Begriff lautet: frieren
23. Mein Begriff lautet: Eisbär

24. Mein Begriff lautet: Schnee
25. Mein Begriff lautet: Weihnachtsbaum
26. Mein Begriff lautet: Lawine
27. Mein Begriff lautet: Iglu
28. Mein Begriff lautet: Valentinstag
29. Mein Begriff lautet: Bescherung
30. Mein Begriff lautet: Skispringen
31. Mein Begriff lautet: Christbaumkugel
32. Mein Begriff lautet: Kerze
33. Mein Begriff lautet: Schneeleopard
34. Mein Begriff lautet: Winterzeit
35. Mein Begriff lautet: Winterfell
36. Mein Begriff lautet: Streusalz
37. Mein Begriff lautet: Schneeballschlacht
38. Mein Begriff lautet: Stiefel
39. Mein Begriff lautet: Lebkuchen
40. Mein Begriff lautet: Jesus Christus
41. Mein Begriff lautet: Last Christmas
42. Mein Begriff lautet: Februar
43. Mein Begriff lautet: Lichterkette
44. Mein Begriff lautet: Dezember
45. Mein Begriff lautet: Raclette kamin rentier kinderpunsch
46. Mein Begriff lautet: Heilige Drei Könige
47. Mein Begriff lautet: Schneeschaufel
48. Mein Begriff lautet: Kamin
49. Mein Begriff lautet: Rentier

50. Mein Begriff lautet: Kinderpunsch
51. Mein Begriff lautet: Bratwurst
52. Mein Begriff lautet: Weihnachtsfeiertag
53. Mein Begriff lautet: Eis
54. Mein Begriff lautet: Stern
55. Mein Begriff lautet: Liebe
56. Mein Begriff lautet: Geschenk
57. Mein Begriff lautet: Lametta
58. Mein Begriff lautet: (Weihnachts-)engel
59. Mein Begriff lautet: Weihnachtsgans
60. Mein Begriff lautet: Winter

ENDE

Ich hoffe, das Buch hat dir gefallen.

Im Übrigen wäre ich Dir sehr dankbar, wenn du dir eine Minute Zeit für ein Feedback auf Amazon.de nimmst!

Rezensionen sind für uns freie Autoren sehr wichtig, denn darüber werden sie gemessen! Nimm dir daher doch bitte die Minute Zeit und schreibe eine ehrliche Rezension über dieses Buch!

Weitere Senioren Beschäftigungen

Wir bemühen uns sehr und bringen stetig neue Bücher für Senioren raus, damit es nie langweilig wird ☺

Weitere Bücher von uns findest du hier:

Direkt zu unseren Büchern auf Amazon:
http://bit.ly/sb-autorenseite

Unsere Webseite:
https://senioren-beschaeftigungen.de

Weitere Beschäftigungs Bücher findest du auf Amazon.de, indem du in die Suchleiste „Kristina Büttertz" eingibst, auf eines unserer Bücher klickst, und dann unterhalb des Titels auf dir Buchreihe „Senioren Beschäftigungen" klickst.

<u>Vielen Dank für die Unterstützung.</u>

Unser Geschenk an dich

Als Dankeschön und EXKLUSIVER Käufer unseres Buchs, möchten wir dir ein Geschenk machen.

---

100 kostenlose Seniorenbeschäftigungen

UND die 10 Eigenschaften über die ein Seniorenbetreuer/in unbedingt verfügen sollte. (Inkl. Stundenzettel für Seniorenbetreuer!)

Du kannst dir das Geschenk unter folgendem Link herunterladen:

https://bit.ly/unsergeschenk

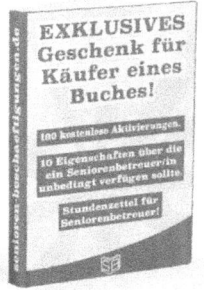

Haftungsausschluss

Die Umsetzung aller enthaltenen Informationen, Anleitungen und Strategien dieses Buchs erfolgt auf eigenes Risiko. Für etwaige Schäden jeglicher Art kann der Autor aus keinem Rechtsgrund eine Haftung übernehmen. Für Schäden materieller oder ideeller Art, die durch die Nutzung oder Nichtnutzung der Informationen bzw. durch die Nutzung fehlerhafter und/oder unvollständiger Informationen verursacht wurden, sind Haftungsansprüche gegen den Autor grundsätzlich ausgeschlossen. Ausgeschlossen sind daher auch jegliche Rechts- und Schadensersatzansprüche. Dieses Werk wurde mit größter Sorgfalt nach bestem Wissen und Gewissen erarbeitet und niedergeschrieben. Für die Aktualität, Vollständigkeit und Qualität der Informationen übernimmt der Autor jedoch keinerlei Gewähr. Auch können Druckfehler und Falschinformationen nicht vollständig ausgeschlossen werden. Für fehlerhafte Angaben vom Autor kann keine juristische Verantwortung sowie Haftung in irgendeiner Form übernommen werden.

Urheberrecht

Alle Inhalte dieses Werkes sowie Informationen, Strategien und Tipps sind urheberrechtlich geschützt. Alle Rechte sind vorbehalten. Jeglicher Nachdruck oder jegliche Reproduktion – auch nur auszugsweise – in irgendeiner Form wie Fotokopie oder ähnlichen Verfahren, Einspeicherung, Verarbeitung, Vervielfältigung und Verbreitung mit Hilfe von elektronischen Systemen jeglicher Art (gesamt oder nur auszugsweise) ist ohne ausdrückliche schriftliche Genehmigung des Autors strengstens untersagt. Alle Übersetzungsrechte vorbehalten. Die Inhalte dürfen keinesfalls veröffentlicht werden. Bei Missachtung behält sich der Autor rechtliche Schritte vor.

Impressum:

© Senioren Beschäftigungen 2020
1. Auflage. Alle Rechte vorbehalten. Nachdruck, auch in Auszügen, nicht gestattet. Kein Teil dieses Werkes darf ohne schriftliche Genehmigung des Autors in irgendeiner Form reproduziert, vervielfältigt oder verbreitet werden.
Kontakt: Lukas Weithaler/Unser Frau 169/ 39020 Schnals/
Italien/E-mail: info@senioren-beschaeftigungen.de

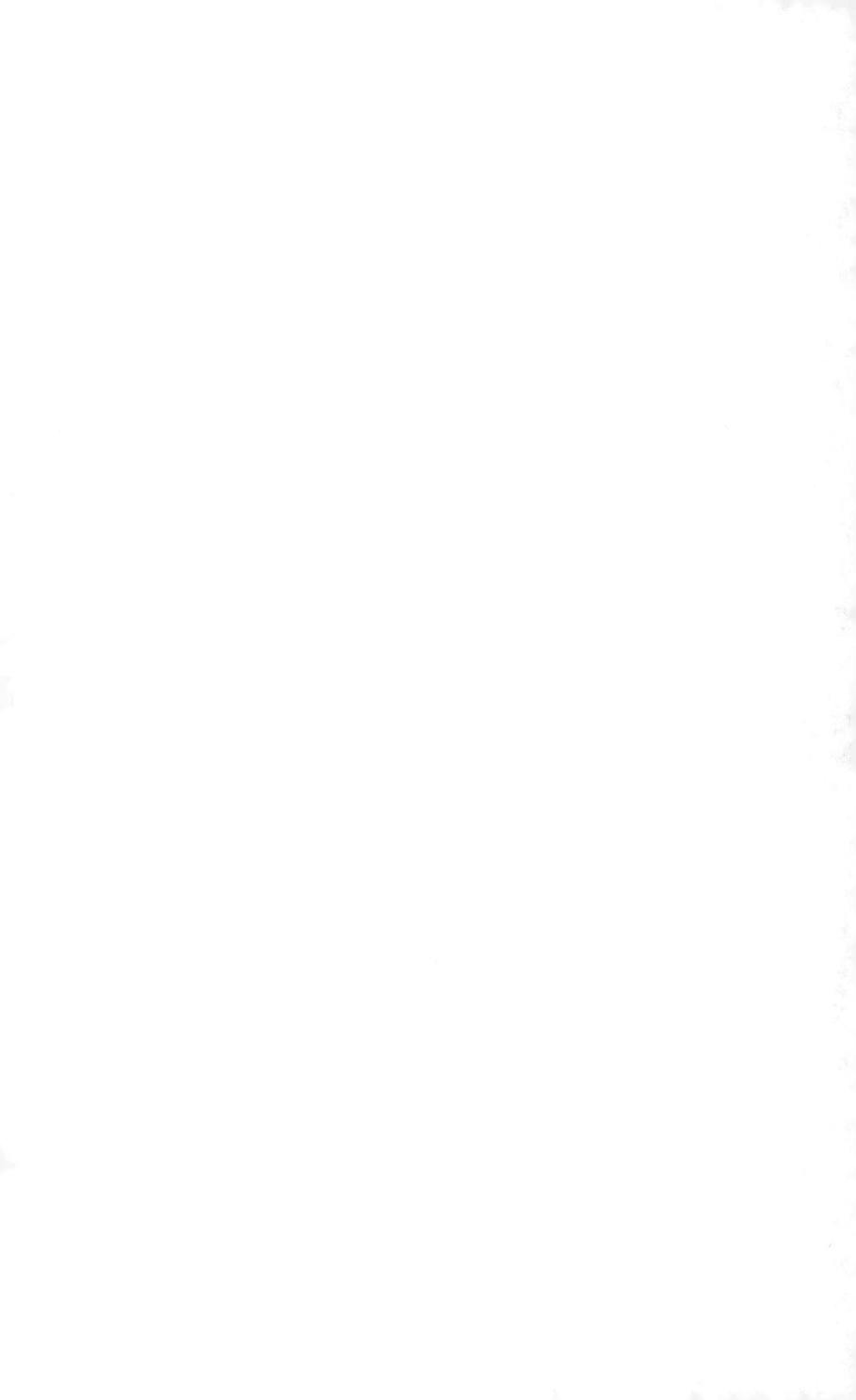

www.ingramcontent.com/pod-product-compliance
Lightning Source LLC
Chambersburg PA
CBHW070815220526
45466CB00002B/662